Joana Peters

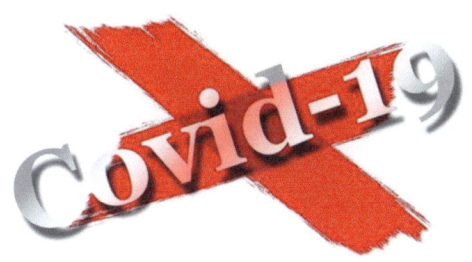

Kontaktkalender

Kontakttagebuch

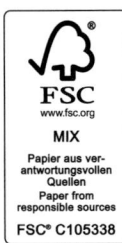

Bibliografische Information der Deutschen Nationalbibliothek:
Die Deutsche Nationalbibliothek verzeichnet diese Publikation in der Deutschen Nationalbibliografie; detaillierte bibliografische Daten sind im Internet über http://dnb.dnb.de abrufbar.

Illustration: Joana Peters
Covergestaltung: Joana Peters
Bildmaterial: Pixabay, Joana Peters

Herstellung und Verlag: BoD – Books on Demand, Norderstedt

ISBN: 9783751951753

März 2020

Plötzlich stand die Welt still.

Ein winzig kleiner Virus mit dem Namen Covid-19
hat es geschafft,
7.7 Milliarden Menschen
auf der gesamten Welt in
Angst und Schrecken
zu versetzen!

Eine noch nie dagewesene Pandemie veränderte in Minuten unser aller:

- ➢ Familienleben,
- ➢ Berufsleben,
- ➢ soziale Kontakte,
- ➢ Freundeskreis,
- ➢ Bildung und Ausbildung,
- ➢ Hobbys, Reisen, Kultur und gesellschaftliche Aktivitäten.

Gravierende Einschnitte in das gesamte öffentliche und gesellschaftliche Leben kam über viele Wochen und Monate völlig zum Erliegen.

Unsere wunderschöne Welt steht damit vor der größten Herausforderung, die es je seit Menschengedenken gab.

Die menschlichen und wirtschaftlichen Folgen, die dieser Virus mit seinem Angriff zu verantworten hat und auf die gesamte Welt weiterhin zukommen, sind nicht abschätzbar.

Deshalb ist es um so wichtiger ein Kontakttagebuch regelmäßig zu führen, um eine mögliche Infektionskette sofort zu erkennen und nachvollziehen zu können!

Wenn es uns Menschen auf langer Sicht gelingt,

das Virus zu stoppen,

dann hat unsere wunderschöne Welt wieder eine Chance!

Persönliche Angaben

Name:

Geburtsname:

Vorname:

Geboren:

Anschrift:

Blutgruppe:

Vorerkrankung/en:

Allergiepass: Ja   Nein

Patientenverfügung: Ja   Nein

Betreuungsverfügung: Ja   Nein

Im Notfall zu benachrichtigende Personen:

Name:

Vorname:

Anschrift:

Telefon:

Angaben zu behandelnden Ärzten – Hausarzt - Kinderarzt

Name:

Ansprechpartner:

Anschrift:

Telefon / Fax:

Öffnungszeiten:

Persönliche Notiz:

6

Datum/Uhrzeit	Ort / Anlass	Kontaktperson/en (P-Privat, B-Beruflich)	Telefon/E-Mail	Anmerkung		
				MNS		Ja / Nein
				MNS - Befreit		Ja / Nein
		* Symptome Ja / Nein		Testergebnis		Positiv / Negativ
				MNS		Ja / Nein
				MNS - Befreit		Ja / Nein
		* Symptome Ja / Nein		Testergebnis		Positiv / Negativ
				MNS		Ja / Nein
				MNS - Befreit		Ja / Nein
		* Symptome Ja / Nein		Testergebnis		Positiv / Negativ
				MNS		Ja / Nein
				MNS - Befreit		Ja / Nein
		* Symptome Ja / Nein		Testergebnis		Positiv / Negativ
				MNS		Ja / Nein
				MNS - Befreit		Ja / Nein
		* Symptome Ja / Nein		Testergebnis		Positiv / Negativ
				MNS		Ja / Nein
				MNS - Befreit		Ja / Nein
		* Symptome Ja / Nein		Testergebnis		Positiv / Negativ
				MNS		Ja / Nein
				MNS - Befreit		Ja / Nein
		* Symptome Ja / Nein		Testergebnis		Positiv / Negativ
				MNS		Ja / Nein
				MNS - Befreit		Ja / Nein
		* Symptome Ja / Nein		Testergebnis		Positiv / Negativ
				MNS		Ja / Nein
				MNS - Befreit		Ja / Nein
		* Symptome Ja / Nein		Testergebnis		Positiv / Negativ
				MNS		Ja / Nein
				MNS - Befreit		Ja / Nein
		* Symptome Ja / Nein		Testergebnis		Positiv / Negativ

Datum/Uhrzeit	Ort / Anlass	Kontaktperson/en (P-Privat, B-Beruflich)	Telefon/E-Mail	Anmerkung
		* Symptome Ja / Nein		MNS Ja / Nein · MNS - Befreit Ja / Nein · Testergebnis Positiv / Negativ
		* Symptome Ja / Nein		MNS Ja / Nein · MNS - Befreit Ja / Nein · Testergebnis Positiv / Negativ
		* Symptome Ja / Nein		MNS Ja / Nein · MNS - Befreit Ja / Nein · Testergebnis Positiv / Negativ
		* Symptome Ja / Nein		MNS Ja / Nein · MNS - Befreit Ja / Nein · Testergebnis Positiv / Negativ
		* Symptome Ja / Nein		MNS Ja / Nein · MNS - Befreit Ja / Nein · Testergebnis Positiv / Negativ
		* Symptome Ja / Nein		MNS Ja / Nein · MNS - Befreit Ja / Nein · Testergebnis Positiv / Negativ
		* Symptome Ja / Nein		MNS Ja / Nein · MNS - Befreit Ja / Nein · Testergebnis Positiv / Negativ
		* Symptome Ja / Nein		MNS Ja / Nein · MNS - Befreit Ja / Nein · Testergebnis Positiv / Negativ
		* Symptome Ja / Nein		MNS Ja / Nein · MNS - Befreit Ja / Nein · Testergebnis Positiv / Negativ
		* Symptome Ja / Nein		MNS Ja / Nein · MNS - Befreit Ja / Nein · Testergebnis Positiv / Negativ
		* Symptome Ja / Nein		MNS Ja / Nein · MNS - Befreit Ja / Nein · Testergebnis Positiv / Negativ
		* Symptome Ja / Nein		MNS Ja / Nein · MNS - Befreit Ja / Nein · Testergebnis Positiv / Negativ

Datum/Uhrzeit	Ort / Anlass	Kontaktperson/en (P-Privat, B-Beruflich)	Telefon/E-Mail	Anmerkung	
				MNS	Ja / Nein
				MNS - Befreit	Ja / Nein
		• Symptome Ja / Nein		Testergebnis	Positiv / Negativ
				MNS	Ja / Nein
				MNS - Befreit	Ja / Nein
		• Symptome Ja / Nein		Testergebnis	Positiv / Negativ
				MNS	Ja / Nein
				MNS - Befreit	Ja / Nein
		• Symptome Ja / Nein		Testergebnis	Positiv / Negativ
				MNS	Ja / Nein
				MNS - Befreit	Ja / Nein
		• Symptome Ja / Nein		Testergebnis	Positiv / Negativ
				MNS	Ja / Nein
				MNS - Befreit	Ja / Nein
		• Symptome Ja / Nein		Testergebnis	Positiv / Negativ
				MNS	Ja / Nein
				MNS - Befreit	Ja / Nein
		• Symptome Ja / Nein		Testergebnis	Positiv / Negativ
				MNS	Ja / Nein
				MNS - Befreit	Ja / Nein
		• Symptome Ja / Nein		Testergebnis	Positiv / Negativ
				MNS	Ja / Nein
				MNS - Befreit	Ja / Nein
		• Symptome Ja / Nein		Testergebnis	Positiv / Negativ
				MNS	Ja / Nein
				MNS - Befreit	Ja / Nein
		• Symptome Ja / Nein		Testergebnis	Positiv / Negativ
				MNS	Ja / Nein
				MNS - Befreit	Ja / Nein
		• Symptome Ja / Nein		Testergebnis	Positiv / Negativ

Datum/Uhrzeit	Ort / Anlass	Kontaktperson/en (P-Privat, B-Beruf(lich))	Telefon/E-Mail	Anmerkung
		* Symptome Ja / Nein		MNS Ja / Nein MNS - Befreit Ja / Nein Testergebnis Positiv / Negativ
		* Symptome Ja / Nein		MNS Ja / Nein MNS - Befreit Ja / Nein Testergebnis Positiv / Negativ
		* Symptome Ja / Nein		MNS Ja / Nein MNS - Befreit Ja / Nein Testergebnis Positiv / Negativ
		* Symptome Ja / Nein		MNS Ja / Nein MNS - Befreit Ja / Nein Testergebnis Positiv / Negativ
		* Symptome Ja / Nein		MNS Ja / Nein MNS - Befreit Ja / Nein Testergebnis Positiv / Negativ
		* Symptome Ja / Nein		MNS Ja / Nein MNS - Befreit Ja / Nein Testergebnis Positiv / Negativ
		* Symptome Ja / Nein		MNS Ja / Nein MNS - Befreit Ja / Nein Testergebnis Positiv / Negativ
		* Symptome Ja / Nein		MNS Ja / Nein MNS - Befreit Ja / Nein Testergebnis Positiv / Negativ
		* Symptome Ja / Nein		MNS Ja / Nein MNS - Befreit Ja / Nein Testergebnis Positiv / Negativ
		* Symptome Ja / Nein		MNS Ja / Nein MNS - Befreit Ja / Nein Testergebnis Positiv / Negativ
				MNS Ja / Nein MNS - Befreit Ja / Nein Testergebnis Positiv / Negativ

Datum/Uhrzeit	Ort / Anlass	Kontaktperson/en (P-Privat, B-Beruflich)	Telefon/E-Mail	Anmerkung
		• Symptome Ja / Nein		MNS Ja / Nein MNS - Befreit Ja / Nein Testergebnis Positiv / Negativ
		• Symptome Ja / Nein		MNS Ja / Nein MNS - Befreit Ja / Nein Testergebnis Positiv / Negativ
		• Symptome Ja / Nein		MNS Ja / Nein MNS - Befreit Ja / Nein Testergebnis Positiv / Negativ
		• Symptome Ja / Nein		MNS Ja / Nein MNS - Befreit Ja / Nein Testergebnis Positiv / Negativ
		• Symptome Ja / Nein		MNS Ja / Nein MNS - Befreit Ja / Nein Testergebnis Positiv / Negativ
		• Symptome Ja / Nein		MNS Ja / Nein MNS - Befreit Ja / Nein Testergebnis Positiv / Negativ
		• Symptome Ja / Nein		MNS Ja / Nein MNS - Befreit Ja / Nein Testergebnis Positiv / Negativ
		• Symptome Ja / Nein		MNS Ja / Nein MNS - Befreit Ja / Nein Testergebnis Positiv / Negativ
		• Symptome Ja / Nein		MNS Ja / Nein MNS - Befreit Ja / Nein Testergebnis Positiv / Negativ
		• Symptome Ja / Nein		MNS Ja / Nein MNS - Befreit Ja / Nein Testergebnis Positiv / Negativ

Datum/Uhrzeit	Ort / Anlass	Kontaktperson/en (P-Privat, B-Beruflich)	Telefon/E-Mail	Anmerkung		
				MNS	Ja / Nein	
				MNS - Befreit	Ja / Nein	
				Testergebnis	Positiv / Negativ	
		* Symptome Ja / Nein		MNS	Ja / Nein	
				MNS - Befreit	Ja / Nein	
				Testergebnis	Positiv / Negativ	
		* Symptome Ja / Nein		MNS	Ja / Nein	
				MNS - Befreit	Ja / Nein	
				Testergebnis	Positiv / Negativ	
		* Symptome Ja / Nein		MNS	Ja / Nein	
				MNS - Befreit	Ja / Nein	
				Testergebnis	Positiv / Negativ	
		* Symptome Ja / Nein		MNS	Ja / Nein	
				MNS - Befreit	Ja / Nein	
				Testergebnis	Positiv / Negativ	
		* Symptome Ja / Nein		MNS	Ja / Nein	
				MNS - Befreit	Ja / Nein	
				Testergebnis	Positiv / Negativ	
		* Symptome Ja / Nein		MNS	Ja / Nein	
				MNS - Befreit	Ja / Nein	
				Testergebnis	Positiv / Negativ	
		* Symptome Ja / Nein		MNS	Ja / Nein	
				MNS - Befreit	Ja / Nein	
				Testergebnis	Positiv / Negativ	
		* Symptome Ja / Nein		MNS	Ja / Nein	
				MNS - Befreit	Ja / Nein	
				Testergebnis	Positiv / Negativ	
		* Symptome Ja / Nein		MNS	Ja / Nein	
				MNS - Befreit	Ja / Nein	
				Testergebnis	Positiv / Negativ	

Datum/Uhrzeit	Ort / Anlass	Kontaktperson/en (P-Privat, B-Beruflich)	Telefon/E-Mail	Anmerkung
		* Symptome Ja / Nein		MNS Ja / Nein MNS - Befreit Ja / Nein Testergebnis Positiv / Negativ
		* Symptome Ja / Nein		MNS Ja / Nein MNS - Befreit Ja / Nein Testergebnis Positiv / Negativ
		* Symptome Ja / Nein		MNS Ja / Nein MNS - Befreit Ja / Nein Testergebnis Positiv / Negativ
		* Symptome Ja / Nein		MNS Ja / Nein MNS - Befreit Ja / Nein Testergebnis Positiv / Negativ
		* Symptome Ja / Nein		MNS Ja / Nein MNS - Befreit Ja / Nein Testergebnis Positiv / Negativ
		* Symptome Ja / Nein		MNS Ja / Nein MNS - Befreit Ja / Nein Testergebnis Positiv / Negativ
		* Symptome Ja / Nein		MNS Ja / Nein MNS - Befreit Ja / Nein Testergebnis Positiv / Negativ
		* Symptome Ja / Nein		MNS Ja / Nein MNS - Befreit Ja / Nein Testergebnis Positiv / Negativ
		* Symptome Ja / Nein		MNS Ja / Nein MNS - Befreit Ja / Nein Testergebnis Positiv / Negativ
		* Symptome Ja / Nein		MNS Ja / Nein MNS - Befreit Ja / Nein Testergebnis Positiv / Negativ
		* Symptome Ja / Nein		MNS Ja / Nein MNS - Befreit Ja / Nein Testergebnis Positiv / Negativ

Datum/Uhrzeit	Ort / Anlass	Kontaktperson/en (P-Privat, B-Beruflich)	Telefon/E-Mail	Anmerkung	
		* Symptome Ja / Nein		MNS	Ja / Nein
				MNS - Befreit	Ja / Nein
				Testergebnis	Positiv / Negativ
		* Symptome Ja / Nein		MNS	Ja / Nein
				MNS - Befreit	Ja / Nein
				Testergebnis	Positiv / Negativ
		* Symptome Ja / Nein		MNS	Ja / Nein
				MNS - Befreit	Ja / Nein
				Testergebnis	Positiv / Negativ
		* Symptome Ja / Nein		MNS	Ja / Nein
				MNS - Befreit	Ja / Nein
				Testergebnis	Positiv / Negativ
		* Symptome Ja / Nein		MNS	Ja / Nein
				MNS - Befreit	Ja / Nein
				Testergebnis	Positiv / Negativ
		* Symptome Ja / Nein		MNS	Ja / Nein
				MNS - Befreit	Ja / Nein
				Testergebnis	Positiv / Negativ
		* Symptome Ja / Nein		MNS	Ja / Nein
				MNS - Befreit	Ja / Nein
				Testergebnis	Positiv / Negativ
		* Symptome Ja / Nein		MNS	Ja / Nein
				MNS - Befreit	Ja / Nein
				Testergebnis	Positiv / Negativ
		* Symptome Ja / Nein		MNS	Ja / Nein
				MNS - Befreit	Ja / Nein
				Testergebnis	Positiv / Negativ
		* Symptome Ja / Nein		MNS	Ja / Nein
				MNS - Befreit	Ja / Nein
				Testergebnis	Positiv / Negativ
		* Symptome Ja / Nein		MNS	Ja / Nein
				MNS - Befreit	Ja / Nein
				Testergebnis	Positiv / Negativ

Datum/Uhrzeit	Ort / Anlass	Kontaktperson/en (P-Privat, B-Beruflich)	Telefon/E-Mail	Anmerkung	
				MNS	Ja / Nein
		▪ Symptome Ja / Nein		MNS - Befreit	Ja / Nein
				Testergebnis	Positiv / Negativ
				MNS	Ja / Nein
		▪ Symptome Ja / Nein		MNS - Befreit	Ja / Nein
				Testergebnis	Positiv / Negativ
				MNS	Ja / Nein
		▪ Symptome Ja / Nein		MNS - Befreit	Ja / Nein
				Testergebnis	Positiv / Negativ
				MNS	Ja / Nein
		▪ Symptome Ja / Nein		MNS - Befreit	Ja / Nein
				Testergebnis	Positiv / Negativ
				MNS	Ja / Nein
		▪ Symptome Ja / Nein		MNS - Befreit	Ja / Nein
				Testergebnis	Positiv / Negativ
				MNS	Ja / Nein
		▪ Symptome Ja / Nein		MNS - Befreit	Ja / Nein
				Testergebnis	Positiv / Negativ
				MNS	Ja / Nein
		▪ Symptome Ja / Nein		MNS - Befreit	Ja / Nein
				Testergebnis	Positiv / Negativ
				MNS	Ja / Nein
		▪ Symptome Ja / Nein		MNS - Befreit	Ja / Nein
				Testergebnis	Positiv / Negativ
				MNS	Ja / Nein
		▪ Symptome Ja / Nein		MNS - Befreit	Ja / Nein
				Testergebnis	Positiv / Negativ
				MNS	Ja / Nein
		▪ Symptome Ja / Nein		MNS - Befreit	Ja / Nein
				Testergebnis	Positiv / Negativ

Datum/Uhrzeit	Ort / Anlass	Kontaktperson/en (P-Privat, B-Beruflich)	Telefon/E-Mail	Anmerkung
		• Symptome Ja / Nein		MNS Ja / Nein MNS - Befreit Ja / Nein Testergebnis Positiv / Negativ
		• Symptome Ja / Nein		MNS Ja / Nein MNS - Befreit Ja / Nein Testergebnis Positiv / Negativ
		• Symptome Ja / Nein		MNS Ja / Nein MNS - Befreit Ja / Nein Testergebnis Positiv / Negativ
		• Symptome Ja / Nein		MNS Ja / Nein MNS - Befreit Ja / Nein Testergebnis Positiv / Negativ
		• Symptome Ja / Nein		MNS Ja / Nein MNS - Befreit Ja / Nein Testergebnis Positiv / Negativ
		• Symptome Ja / Nein		MNS Ja / Nein MNS - Befreit Ja / Nein Testergebnis Positiv / Negativ
		• Symptome Ja / Nein		MNS Ja / Nein MNS - Befreit Ja / Nein Testergebnis Positiv / Negativ
		• Symptome Ja / Nein		MNS Ja / Nein MNS - Befreit Ja / Nein Testergebnis Positiv / Negativ
		• Symptome Ja / Nein		MNS Ja / Nein MNS - Befreit Ja / Nein Testergebnis Positiv / Negativ
		• Symptome Ja / Nein		MNS Ja / Nein MNS - Befreit Ja / Nein Testergebnis Positiv / Negativ
		• Symptome Ja / Nein		MNS Ja / Nein MNS - Befreit Ja / Nein Testergebnis Positiv / Negativ
		• Symptome Ja / Nein		MNS Ja / Nein MNS - Befreit Ja / Nein Testergebnis Positiv / Negativ
		• Symptome Ja / Nein		MNS Ja / Nein MNS - Befreit Ja / Nein Testergebnis Positiv / Negativ

Datum/Uhrzeit	Ort / Anlass	Kontaktperson/en (P-Privat, B-Beruflich)	Telefon/E-Mail	Anmerkung	
		• Symptome Ja / Nein		MNS	Ja / Nein
				MNS - Befreit	Ja / Nein
				Testergebnis	Positiv / Negativ
		• Symptome Ja / Nein		MNS	Ja / Nein
				MNS - Befreit	Ja / Nein
				Testergebnis	Positiv / Negativ
		• Symptome Ja / Nein		MNS	Ja / Nein
				MNS - Befreit	Ja / Nein
				Testergebnis	Positiv / Negativ
		• Symptome Ja / Nein		MNS	Ja / Nein
				MNS - Befreit	Ja / Nein
				Testergebnis	Positiv / Negativ
		• Symptome Ja / Nein		MNS	Ja / Nein
				MNS - Befreit	Ja / Nein
				Testergebnis	Positiv / Negativ
		• Symptome Ja / Nein		MNS	Ja / Nein
				MNS - Befreit	Ja / Nein
				Testergebnis	Positiv / Negativ
		• Symptome Ja / Nein		MNS	Ja / Nein
				MNS - Befreit	Ja / Nein
				Testergebnis	Positiv / Negativ
		• Symptome Ja / Nein		MNS	Ja / Nein
				MNS - Befreit	Ja / Nein
				Testergebnis	Positiv / Negativ
		• Symptome Ja / Nein		MNS	Ja / Nein
				MNS - Befreit	Ja / Nein
				Testergebnis	Positiv / Negativ
		• Symptome Ja / Nein		MNS	Ja / Nein
				MNS - Befreit	Ja / Nein
				Testergebnis	Positiv / Negativ

Datum/Uhrzeit	Ort / Anlass	Kontaktperson/en (P-Privat, B-Beruflich)	Telefon/E-Mail	Anmerkung
		° Symptome Ja / Nein		MNS Ja / Nein MNS - Befreit Ja / Nein Testergebnis Positiv / Negativ
		° Symptome Ja / Nein		MNS Ja / Nein MNS - Befreit Ja / Nein Testergebnis Positiv / Negativ
		° Symptome Ja / Nein		MNS Ja / Nein MNS - Befreit Ja / Nein Testergebnis Positiv / Negativ
		° Symptome Ja / Nein		MNS Ja / Nein MNS - Befreit Ja / Nein Testergebnis Positiv / Negativ
		° Symptome Ja / Nein		MNS Ja / Nein MNS - Befreit Ja / Nein Testergebnis Positiv / Negativ
		° Symptome Ja / Nein		MNS Ja / Nein MNS - Befreit Ja / Nein Testergebnis Positiv / Negativ
		° Symptome Ja / Nein		MNS Ja / Nein MNS - Befreit Ja / Nein Testergebnis Positiv / Negativ
		° Symptome Ja / Nein		MNS Ja / Nein MNS - Befreit Ja / Nein Testergebnis Positiv / Negativ
		° Symptome Ja / Nein		MNS Ja / Nein MNS - Befreit Ja / Nein Testergebnis Positiv / Negativ
		° Symptome Ja / Nein		MNS Ja / Nein MNS - Befreit Ja / Nein Testergebnis Positiv / Negativ

Datum/Uhrzeit	Ort / Anlass	Kontaktperson/en (P-Privat, B-Beruflich)	Telefon/E-Mail	Anmerkung		
		• Symptome Ja / Nein		MNS	MNS - Befreit	Testergebnis
				Ja / Nein	Ja / Nein	Positiv / Negativ
		• Symptome Ja / Nein		MNS	MNS - Befreit	Testergebnis
				Ja / Nein	Ja / Nein	Positiv / Negativ
		• Symptome Ja / Nein		MNS	MNS - Befreit	Testergebnis
				Ja / Nein	Ja / Nein	Positiv / Negativ
		• Symptome Ja / Nein		MNS	MNS - Befreit	Testergebnis
				Ja / Nein	Ja / Nein	Positiv / Negativ
		• Symptome Ja / Nein		MNS	MNS - Befreit	Testergebnis
				Ja / Nein	Ja / Nein	Positiv / Negativ
		• Symptome Ja / Nein		MNS	MNS - Befreit	Testergebnis
				Ja / Nein	Ja / Nein	Positiv / Negativ
		• Symptome Ja / Nein		MNS	MNS - Befreit	Testergebnis
				Ja / Nein	Ja / Nein	Positiv / Negativ
		• Symptome Ja / Nein		MNS	MNS - Befreit	Testergebnis
				Ja / Nein	Ja / Nein	Positiv / Negativ
		• Symptome Ja / Nein		MNS	MNS - Befreit	Testergebnis
				Ja / Nein	Ja / Nein	Positiv / Negativ
		• Symptome Ja / Nein		MNS	MNS - Befreit	Testergebnis
				Ja / Nein	Ja / Nein	Positiv / Negativ

Datum/Uhrzeit	Ort / Anlass	Kontaktperson/en (P=Privat, B=Beruflich)	Telefon/E-Mail	Anmerkung		
		* Symptome Ja / Nein		MNS	MNS - Befreit	Testergebnis
				Ja / Nein	Ja / Nein	Positiv / Negativ
		* Symptome Ja / Nein		MNS	MNS - Befreit	Testergebnis
				Ja / Nein	Ja / Nein	Positiv / Negativ
		* Symptome Ja / Nein		MNS	MNS - Befreit	Testergebnis
				Ja / Nein	Ja / Nein	Positiv / Negativ
		* Symptome Ja / Nein		MNS	MNS - Befreit	Testergebnis
				Ja / Nein	Ja / Nein	Positiv / Negativ
		* Symptome Ja / Nein		MNS	MNS - Befreit	Testergebnis
				Ja / Nein	Ja / Nein	Positiv / Negativ
		* Symptome Ja / Nein		MNS	MNS - Befreit	Testergebnis
				Ja / Nein	Ja / Nein	Positiv / Negativ
		* Symptome Ja / Nein		MNS	MNS - Befreit	Testergebnis
				Ja / Nein	Ja / Nein	Positiv / Negativ
		* Symptome Ja / Nein		MNS	MNS - Befreit	Testergebnis
				Ja / Nein	Ja / Nein	Positiv / Negativ
		* Symptome Ja / Nein		MNS	MNS - Befreit	Testergebnis
				Ja / Nein	Ja / Nein	Positiv / Negativ
		* Symptome Ja / Nein		MNS	MNS - Befreit	Testergebnis
				Ja / Nein	Ja / Nein	Positiv / Negativ

Datum/Uhrzeit	Ort / Anlass	Kontaktperson/en (P-Privat, B-Beruflich)	Telefon/E-Mail	Anmerkung	
		° Symptome Ja / Nein		MNS	Ja / Nein
				MNS - Befreit	Ja / Nein
				Testergebnis	Positiv / Negativ
		° Symptome Ja / Nein		MNS	Ja / Nein
				MNS - Befreit	Ja / Nein
				Testergebnis	Positiv / Negativ
		° Symptome Ja / Nein		MNS	Ja / Nein
				MNS - Befreit	Ja / Nein
				Testergebnis	Positiv / Negativ
		° Symptome Ja / Nein		MNS	Ja / Nein
				MNS - Befreit	Ja / Nein
				Testergebnis	Positiv / Negativ
		° Symptome Ja / Nein		MNS	Ja / Nein
				MNS - Befreit	Ja / Nein
				Testergebnis	Positiv / Negativ
		° Symptome Ja / Nein		MNS	Ja / Nein
				MNS - Befreit	Ja / Nein
				Testergebnis	Positiv / Negativ
		° Symptome Ja / Nein		MNS	Ja / Nein
				MNS - Befreit	Ja / Nein
				Testergebnis	Positiv / Negativ
		° Symptome Ja / Nein		MNS	Ja / Nein
				MNS - Befreit	Ja / Nein
				Testergebnis	Positiv / Negativ
		° Symptome Ja / Nein		MNS	Ja / Nein
				MNS - Befreit	Ja / Nein
				Testergebnis	Positiv / Negativ
		° Symptome Ja / Nein		MNS	Ja / Nein
				MNS - Befreit	Ja / Nein
				Testergebnis	Positiv / Negativ

Datum/Uhrzeit	Ort / Anlass	Kontaktperson/en (P-Privat, B-Beruflich)	Telefon/E-Mail	Anmerkung
		° Symptome Ja / Nein		MNS Ja / Nein MNS - Befreit Ja / Nein Testergebnis Positiv / Negativ
		° Symptome Ja / Nein		MNS Ja / Nein MNS - Befreit Ja / Nein Testergebnis Positiv / Negativ
		° Symptome Ja / Nein		MNS Ja / Nein MNS - Befreit Ja / Nein Testergebnis Positiv / Negativ
		° Symptome Ja / Nein		MNS Ja / Nein MNS - Befreit Ja / Nein Testergebnis Positiv / Negativ
		° Symptome Ja / Nein		MNS Ja / Nein MNS - Befreit Ja / Nein Testergebnis Positiv / Negativ
		° Symptome Ja / Nein		MNS Ja / Nein MNS - Befreit Ja / Nein Testergebnis Positiv / Negativ
		° Symptome Ja / Nein		MNS Ja / Nein MNS - Befreit Ja / Nein Testergebnis Positiv / Negativ
		° Symptome Ja / Nein		MNS Ja / Nein MNS - Befreit Ja / Nein Testergebnis Positiv / Negativ
		° Symptome Ja / Nein		MNS Ja / Nein MNS - Befreit Ja / Nein Testergebnis Positiv / Negativ
		° Symptome Ja / Nein		MNS Ja / Nein MNS - Befreit Ja / Nein Testergebnis Positiv / Negativ
		° Symptome Ja / Nein		MNS Ja / Nein MNS - Befreit Ja / Nein Testergebnis Positiv / Negativ

Datum/Uhrzeit	Ort / Anlass	Kontaktperson/en (P-Privat, B-Beruflich)	Telefon/E-Mail	Anmerkung
		• Symptome Ja / Nein		MNS Ja / Nein MNS - Befreit Ja / Nein Testergebnis Positiv / Negativ
		• Symptome Ja / Nein		MNS Ja / Nein MNS - Befreit Ja / Nein Testergebnis Positiv / Negativ
		• Symptome Ja / Nein		MNS Ja / Nein MNS - Befreit Ja / Nein Testergebnis Positiv / Negativ
		• Symptome Ja / Nein		MNS Ja / Nein MNS - Befreit Ja / Nein Testergebnis Positiv / Negativ
		• Symptome Ja / Nein		MNS Ja / Nein MNS - Befreit Ja / Nein Testergebnis Positiv / Negativ
		• Symptome Ja / Nein		MNS Ja / Nein MNS - Befreit Ja / Nein Testergebnis Positiv / Negativ
		• Symptome Ja / Nein		MNS Ja / Nein MNS - Befreit Ja / Nein Testergebnis Positiv / Negativ
		• Symptome Ja / Nein		MNS Ja / Nein MNS - Befreit Ja / Nein Testergebnis Positiv / Negativ
		• Symptome Ja / Nein		MNS Ja / Nein MNS - Befreit Ja / Nein Testergebnis Positiv / Negativ
		• Symptome Ja / Nein		MNS Ja / Nein MNS - Befreit Ja / Nein Testergebnis Positiv / Negativ

Datum/Uhrzeit	Ort / Anlass	Kontaktperson/en (P.-Privat, B-Beruflich)	Telefon/E-Mail	Anmerkung
		° Symptome Ja / Nein		MNS Ja / Nein MNS - Befreit Ja / Nein Testergebnis Positiv / Negativ
		° Symptome Ja / Nein		MNS Ja / Nein MNS - Befreit Ja / Nein Testergebnis Positiv / Negativ
		° Symptome Ja / Nein		MNS Ja / Nein MNS - Befreit Ja / Nein Testergebnis Positiv / Negativ
		° Symptome Ja / Nein		MNS Ja / Nein MNS - Befreit Ja / Nein Testergebnis Positiv / Negativ
		° Symptome Ja / Nein		MNS Ja / Nein MNS - Befreit Ja / Nein Testergebnis Positiv / Negativ
		° Symptome Ja / Nein		MNS Ja / Nein MNS - Befreit Ja / Nein Testergebnis Positiv / Negativ
		° Symptome Ja / Nein		MNS Ja / Nein MNS - Befreit Ja / Nein Testergebnis Positiv / Negativ
		° Symptome Ja / Nein		MNS Ja / Nein MNS - Befreit Ja / Nein Testergebnis Positiv / Negativ
		° Symptome Ja / Nein		MNS Ja / Nein MNS - Befreit Ja / Nein Testergebnis Positiv / Negativ
		° Symptome Ja / Nein		MNS Ja / Nein MNS - Befreit Ja / Nein Testergebnis Positiv / Negativ

Datum/Uhrzeit	Ort / Anlass	Kontaktperson/en (P-Privat, B-Beruflich)	Telefon/E-Mail	Anmerkung
		• Symptome Ja / Nein		MNS Ja / Nein MNS - Befreit Ja / Nein Testergebnis Positiv / Negativ
		• Symptome Ja / Nein		MNS Ja / Nein MNS - Befreit Ja / Nein Testergebnis Positiv / Negativ
		• Symptome Ja / Nein		MNS Ja / Nein MNS - Befreit Ja / Nein Testergebnis Positiv / Negativ
		• Symptome Ja / Nein		MNS Ja / Nein MNS - Befreit Ja / Nein Testergebnis Positiv / Negativ
		• Symptome Ja / Nein		MNS Ja / Nein MNS - Befreit Ja / Nein Testergebnis Positiv / Negativ
		• Symptome Ja / Nein		MNS Ja / Nein MNS - Befreit Ja / Nein Testergebnis Positiv / Negativ
		• Symptome Ja / Nein		MNS Ja / Nein MNS - Befreit Ja / Nein Testergebnis Positiv / Negativ
		• Symptome Ja / Nein		MNS Ja / Nein MNS - Befreit Ja / Nein Testergebnis Positiv / Negativ
		• Symptome Ja / Nein		MNS Ja / Nein MNS - Befreit Ja / Nein Testergebnis Positiv / Negativ
		• Symptome Ja / Nein		MNS Ja / Nein MNS - Befreit Ja / Nein Testergebnis Positiv / Negativ

Datum/Uhrzeit	Ort / Anlass	Kontaktperson/en (P-Privat, B-Beruflich)	Telefon/E-Mail	Anmerkung		
		° Symptome Ja / Nein		MNS — Ja / Nein	MNS - Befreit — Ja / Nein	Testergebnis — Positiv / Negativ
		° Symptome Ja / Nein		MNS — Ja / Nein	MNS - Befreit — Ja / Nein	Testergebnis — Positiv / Negativ
		° Symptome Ja / Nein		MNS — Ja / Nein	MNS - Befreit — Ja / Nein	Testergebnis — Positiv / Negativ
		° Symptome Ja / Nein		MNS — Ja / Nein	MNS - Befreit — Ja / Nein	Testergebnis — Positiv / Negativ
		° Symptome Ja / Nein		MNS — Ja / Nein	MNS - Befreit — Ja / Nein	Testergebnis — Positiv / Negativ
		° Symptome Ja / Nein		MNS — Ja / Nein	MNS - Befreit — Ja / Nein	Testergebnis — Positiv / Negativ
		° Symptome Ja / Nein		MNS — Ja / Nein	MNS - Befreit — Ja / Nein	Testergebnis — Positiv / Negativ
		° Symptome Ja / Nein		MNS — Ja / Nein	MNS - Befreit — Ja / Nein	Testergebnis — Positiv / Negativ
		° Symptome Ja / Nein		MNS — Ja / Nein	MNS - Befreit — Ja / Nein	Testergebnis — Positiv / Negativ
		° Symptome Ja / Nein		MNS — Ja / Nein	MNS - Befreit — Ja / Nein	Testergebnis — Positiv / Negativ

Datum/Uhrzeit	Ort / Anlass	Kontaktperson/en (P-Privat, B-Beruflich)	Telefon/E-Mail	Anmerkung
		* Symptome Ja / Nein		MNS Ja / Nein MNS - Befreit Ja / Nein Testergebnis Positiv / Negativ
		* Symptome Ja / Nein		MNS Ja / Nein MNS - Befreit Ja / Nein Testergebnis Positiv / Negativ
		* Symptome Ja / Nein		MNS Ja / Nein MNS - Befreit Ja / Nein Testergebnis Positiv / Negativ
		* Symptome Ja / Nein		MNS Ja / Nein MNS - Befreit Ja / Nein Testergebnis Positiv / Negativ
		* Symptome Ja / Nein		MNS Ja / Nein MNS - Befreit Ja / Nein Testergebnis Positiv / Negativ
		* Symptome Ja / Nein		MNS Ja / Nein MNS - Befreit Ja / Nein Testergebnis Positiv / Negativ
		* Symptome Ja / Nein		MNS Ja / Nein MNS - Befreit Ja / Nein Testergebnis Positiv / Negativ
		* Symptome Ja / Nein		MNS Ja / Nein MNS - Befreit Ja / Nein Testergebnis Positiv / Negativ
		* Symptome Ja / Nein		MNS Ja / Nein MNS - Befreit Ja / Nein Testergebnis Positiv / Negativ
		* Symptome Ja / Nein		MNS Ja / Nein MNS - Befreit Ja / Nein Testergebnis Positiv / Negativ

Datum/Uhrzeit	Ort / Anlass	Kontaktperson/en (P-Privat, B-Beruflich)	Telefon/E-Mail	Anmerkung		
		· Symptome Ja / Nein		MNS	Ja / Nein	
				MNS - Befreit	Ja / Nein	
				Testergebnis	Positiv / Negativ	
		· Symptome Ja / Nein		MNS	Ja / Nein	
				MNS - Befreit	Ja / Nein	
				Testergebnis	Positiv / Negativ	
		· Symptome Ja / Nein		MNS	Ja / Nein	
				MNS - Befreit	Ja / Nein	
				Testergebnis	Positiv / Negativ	
		· Symptome Ja / Nein		MNS	Ja / Nein	
				MNS - Befreit	Ja / Nein	
				Testergebnis	Positiv / Negativ	
		· Symptome Ja / Nein		MNS	Ja / Nein	
				MNS - Befreit	Ja / Nein	
				Testergebnis	Positiv / Negativ	
		· Symptome Ja / Nein		MNS	Ja / Nein	
				MNS - Befreit	Ja / Nein	
				Testergebnis	Positiv / Negativ	
		· Symptome Ja / Nein		MNS	Ja / Nein	
				MNS - Befreit	Ja / Nein	
				Testergebnis	Positiv / Negativ	
		· Symptome Ja / Nein		MNS	Ja / Nein	
				MNS - Befreit	Ja / Nein	
				Testergebnis	Positiv / Negativ	
		· Symptome Ja / Nein		MNS	Ja / Nein	
				MNS - Befreit	Ja / Nein	
				Testergebnis	Positiv / Negativ	
		· Symptome Ja / Nein		MNS	Ja / Nein	
				MNS - Befreit	Ja / Nein	
				Testergebnis	Positiv / Negativ	

Datum/Uhrzeit	Ort / Anlass	Kontaktperson/en (P-Privat, B-Beruflich)	Telefon/E-Mail	Anmerkung
		• Symptome Ja / Nein		MNS Ja / Nein MNS - Befreit Ja / Nein Testergebnis Positiv / Negativ
		• Symptome Ja / Nein		MNS Ja / Nein MNS - Befreit Ja / Nein Testergebnis Positiv / Negativ
		• Symptome Ja / Nein		MNS Ja / Nein MNS - Befreit Ja / Nein Testergebnis Positiv / Negativ
		• Symptome Ja / Nein		MNS Ja / Nein MNS - Befreit Ja / Nein Testergebnis Positiv / Negativ
		• Symptome Ja / Nein		MNS Ja / Nein MNS - Befreit Ja / Nein Testergebnis Positiv / Negativ
		• Symptome Ja / Nein		MNS Ja / Nein MNS - Befreit Ja / Nein Testergebnis Positiv / Negativ
		• Symptome Ja / Nein		MNS Ja / Nein MNS - Befreit Ja / Nein Testergebnis Positiv / Negativ
		• Symptome Ja / Nein		MNS Ja / Nein MNS - Befreit Ja / Nein Testergebnis Positiv / Negativ
		• Symptome Ja / Nein		MNS Ja / Nein MNS - Befreit Ja / Nein Testergebnis Positiv / Negativ
		• Symptome Ja / Nein		MNS Ja / Nein MNS - Befreit Ja / Nein Testergebnis Positiv / Negativ

Datum/Uhrzeit	Ort / Anlass	Kontaktperson/en (P-Privat, B-Beruflich)	Telefon/E-Mail	Anmerkung	
		° Symptome Ja / Nein		MNS MNS - Befreit Testergebnis	Ja / Nein Ja / Nein Positiv / Negativ
		° Symptome Ja / Nein		MNS MNS - Befreit Testergebnis	Ja / Nein Ja / Nein Positiv / Negativ
		° Symptome Ja / Nein		MNS MNS - Befreit Testergebnis	Ja / Nein Ja / Nein Positiv / Negativ
		° Symptome Ja / Nein		MNS MNS - Befreit Testergebnis	Ja / Nein Ja / Nein Positiv / Negativ
		° Symptome Ja / Nein		MNS MNS - Befreit Testergebnis	Ja / Nein Ja / Nein Positiv / Negativ
		° Symptome Ja / Nein		MNS MNS - Befreit Testergebnis	Ja / Nein Ja / Nein Positiv / Negativ
		° Symptome Ja / Nein		MNS MNS - Befreit Testergebnis	Ja / Nein Ja / Nein Positiv / Negativ
		° Symptome Ja / Nein		MNS MNS - Befreit Testergebnis	Ja / Nein Ja / Nein Positiv / Negativ
		° Symptome Ja / Nein		MNS MNS - Befreit Testergebnis	Ja / Nein Ja / Nein Positiv / Negativ
		° Symptome Ja / Nein		MNS MNS - Befreit Testergebnis	Ja / Nein Ja / Nein Positiv / Negativ
		° Symptome Ja / Nein		MNS MNS - Befreit Testergebnis	Ja / Nein Ja / Nein Positiv / Negativ
		° Symptome Ja / Nein		MNS MNS - Befreit Testergebnis	Ja / Nein Ja / Nein Positiv / Negativ

Datum/Uhrzeit	Ort / Anlass	Kontaktperson/en (P-Privat, B-Beruflich)	Telefon/E-Mail	Anmerkung	
		• Symptome Ja / Nein		MNS	Ja / Nein
				MNS - Befreit	Ja / Nein
				Testergebnis	Positiv / Negativ
		• Symptome Ja / Nein		MNS	Ja / Nein
				MNS - Befreit	Ja / Nein
				Testergebnis	Positiv / Negativ
		• Symptome Ja / Nein		MNS	Ja / Nein
				MNS - Befreit	Ja / Nein
				Testergebnis	Positiv / Negativ
		• Symptome Ja / Nein		MNS	Ja / Nein
				MNS - Befreit	Ja / Nein
				Testergebnis	Positiv / Negativ
		• Symptome Ja / Nein		MNS	Ja / Nein
				MNS - Befreit	Ja / Nein
				Testergebnis	Positiv / Negativ
		• Symptome Ja / Nein		MNS	Ja / Nein
				MNS - Befreit	Ja / Nein
				Testergebnis	Positiv / Negativ
		• Symptome Ja / Nein		MNS	Ja / Nein
				MNS - Befreit	Ja / Nein
				Testergebnis	Positiv / Negativ
		• Symptome Ja / Nein		MNS	Ja / Nein
				MNS - Befreit	Ja / Nein
				Testergebnis	Positiv / Negativ
		• Symptome Ja / Nein		MNS	Ja / Nein
				MNS - Befreit	Ja / Nein
				Testergebnis	Positiv / Negativ
		• Symptome Ja / Nein		MNS	Ja / Nein
				MNS - Befreit	Ja / Nein
				Testergebnis	Positiv / Negativ

Datum/Uhrzeit	Ort / Anlass	Kontaktperson/en (P-Privat, B-Beruflich)	Telefon/E-Mail	Anmerkung
		* Symptome Ja / Nein		MNS Ja / Nein MNS - Befreit Ja / Nein Testergebnis Positiv / Negativ
		* Symptome Ja / Nein		MNS Ja / Nein MNS - Befreit Ja / Nein Testergebnis Positiv / Negativ
		* Symptome Ja / Nein		MNS Ja / Nein MNS - Befreit Ja / Nein Testergebnis Positiv / Negativ
		* Symptome Ja / Nein		MNS Ja / Nein MNS - Befreit Ja / Nein Testergebnis Positiv / Negativ
		* Symptome Ja / Nein		MNS Ja / Nein MNS - Befreit Ja / Nein Testergebnis Positiv / Negativ
		* Symptome Ja / Nein		MNS Ja / Nein MNS - Befreit Ja / Nein Testergebnis Positiv / Negativ
		* Symptome Ja / Nein		MNS Ja / Nein MNS - Befreit Ja / Nein Testergebnis Positiv / Negativ
		* Symptome Ja / Nein		MNS Ja / Nein MNS - Befreit Ja / Nein Testergebnis Positiv / Negativ
		* Symptome Ja / Nein		MNS Ja / Nein MNS - Befreit Ja / Nein Testergebnis Positiv / Negativ
		* Symptome Ja / Nein		MNS Ja / Nein MNS - Befreit Ja / Nein Testergebnis Positiv / Negativ
		* Symptome Ja / Nein		MNS Ja / Nein MNS - Befreit Ja / Nein Testergebnis Positiv / Negativ
		* Symptome Ja / Nein		MNS Ja / Nein MNS - Befreit Ja / Nein Testergebnis Positiv / Negativ

Datum/Uhrzeit	Ort / Anlass	Kontaktperson/en (P-Privat, B-Beruflich)	Telefon/E-Mail	Anmerkung
				MNS — Ja / Nein
		* Symptome Ja / Nein		MNS - Befreit — Ja / Nein
				Testergebnis — Positiv / Negativ
				MNS — Ja / Nein
		* Symptome Ja / Nein		MNS - Befreit — Ja / Nein
				Testergebnis — Positiv / Negativ
				MNS — Ja / Nein
		* Symptome Ja / Nein		MNS - Befreit — Ja / Nein
				Testergebnis — Positiv / Negativ
				MNS — Ja / Nein
		* Symptome Ja / Nein		MNS - Befreit — Ja / Nein
				Testergebnis — Positiv / Negativ
				MNS — Ja / Nein
		* Symptome Ja / Nein		MNS - Befreit — Ja / Nein
				Testergebnis — Positiv / Negativ
				MNS — Ja / Nein
		* Symptome Ja / Nein		MNS - Befreit — Ja / Nein
				Testergebnis — Positiv / Negativ
				MNS — Ja / Nein
		* Symptome Ja / Nein		MNS - Befreit — Ja / Nein
				Testergebnis — Positiv / Negativ
				MNS — Ja / Nein
		* Symptome Ja / Nein		MNS - Befreit — Ja / Nein
				Testergebnis — Positiv / Negativ
				MNS — Ja / Nein
		* Symptome Ja / Nein		MNS - Befreit — Ja / Nein
				Testergebnis — Positiv / Negativ
				MNS — Ja / Nein
		* Symptome Ja / Nein		MNS - Befreit — Ja / Nein
				Testergebnis — Positiv / Negativ
				MNS — Ja / Nein
		* Symptome Ja / Nein		MNS - Befreit — Ja / Nein
				Testergebnis — Positiv / Negativ

Datum/Uhrzeit	Ort / Anlass	Kontaktperson/en (P=Privat, B=Beruflich)	Telefon/E-Mail	Anmerkung	
				MNS	Ja / Nein
		· Symptome Ja / Nein		MNS - Befreit	Ja / Nein
				Testergebnis	Positiv / Negativ
				MNS	Ja / Nein
		· Symptome Ja / Nein		MNS - Befreit	Ja / Nein
				Testergebnis	Positiv / Negativ
				MNS	Ja / Nein
		· Symptome Ja / Nein		MNS - Befreit	Ja / Nein
				Testergebnis	Positiv / Negativ
				MNS	Ja / Nein
		· Symptome Ja / Nein		MNS - Befreit	Ja / Nein
				Testergebnis	Positiv / Negativ
				MNS	Ja / Nein
		· Symptome Ja / Nein		MNS - Befreit	Ja / Nein
				Testergebnis	Positiv / Negativ
				MNS	Ja / Nein
		· Symptome Ja / Nein		MNS - Befreit	Ja / Nein
				Testergebnis	Positiv / Negativ
				MNS	Ja / Nein
		· Symptome Ja / Nein		MNS - Befreit	Ja / Nein
				Testergebnis	Positiv / Negativ
				MNS	Ja / Nein
		· Symptome Ja / Nein		MNS - Befreit	Ja / Nein
				Testergebnis	Positiv / Negativ
				MNS	Ja / Nein
		· Symptome Ja / Nein		MNS - Befreit	Ja / Nein
				Testergebnis	Positiv / Negativ
				MNS	Ja / Nein
		· Symptome Ja / Nein		MNS - Befreit	Ja / Nein
				Testergebnis	Positiv / Negativ

Datum/Uhrzeit	Ort / Anlass	Kontaktperson/en (P.-Privat, B-Beruflich)	Telefon/E-Mail	Anmerkung		
				MNS		Ja / Nein
				MNS - Befreit		Ja / Nein
		° Symptome Ja / Nein		Testergebnis		Positiv / Negativ
				MNS		Ja / Nein
				MNS - Befreit		Ja / Nein
		° Symptome Ja / Nein		Testergebnis		Positiv / Negativ
				MNS		Ja / Nein
				MNS - Befreit		Ja / Nein
		° Symptome Ja / Nein		Testergebnis		Positiv / Negativ
				MNS		Ja / Nein
				MNS - Befreit		Ja / Nein
		° Symptome Ja / Nein		Testergebnis		Positiv / Negativ
				MNS		Ja / Nein
				MNS - Befreit		Ja / Nein
		° Symptome Ja / Nein		Testergebnis		Positiv / Negativ
				MNS		Ja / Nein
				MNS - Befreit		Ja / Nein
		° Symptome Ja / Nein		Testergebnis		Positiv / Negativ
				MNS		Ja / Nein
				MNS - Befreit		Ja / Nein
		° Symptome Ja / Nein		Testergebnis		Positiv / Negativ
				MNS		Ja / Nein
				MNS - Befreit		Ja / Nein
		° Symptome Ja / Nein		Testergebnis		Positiv / Negativ
				MNS		Ja / Nein
				MNS - Befreit		Ja / Nein
		° Symptome Ja / Nein		Testergebnis		Positiv / Negativ
				MNS		Ja / Nein
				MNS - Befreit		Ja / Nein
		° Symptome Ja / Nein		Testergebnis		Positiv / Negativ

Datum/Uhrzeit	Ort / Anlass	Kontaktperson/en (P=Privat, B=Beruflich)	Telefon/E-Mail	Anmerkung		
		° Symptome Ja / Nein		MNS	Ja / Nein	
				MNS - Befreit	Ja / Nein	
				Testergebnis	Positiv / Negativ	
		° Symptome Ja / Nein		MNS	Ja / Nein	
				MNS - Befreit	Ja / Nein	
				Testergebnis	Positiv / Negativ	
		° Symptome Ja / Nein		MNS	Ja / Nein	
				MNS - Befreit	Ja / Nein	
				Testergebnis	Positiv / Negativ	
		° Symptome Ja / Nein		MNS	Ja / Nein	
				MNS - Befreit	Ja / Nein	
				Testergebnis	Positiv / Negativ	
		° Symptome Ja / Nein		MNS	Ja / Nein	
				MNS - Befreit	Ja / Nein	
				Testergebnis	Positiv / Negativ	
		° Symptome Ja / Nein		MNS	Ja / Nein	
				MNS - Befreit	Ja / Nein	
				Testergebnis	Positiv / Negativ	
		° Symptome Ja / Nein		MNS	Ja / Nein	
				MNS - Befreit	Ja / Nein	
				Testergebnis	Positiv / Negativ	
		° Symptome Ja / Nein		MNS	Ja / Nein	
				MNS - Befreit	Ja / Nein	
				Testergebnis	Positiv / Negativ	
		° Symptome Ja / Nein		MNS	Ja / Nein	
				MNS - Befreit	Ja / Nein	
				Testergebnis	Positiv / Negativ	
		° Symptome Ja / Nein		MNS	Ja / Nein	
				MNS - Befreit	Ja / Nein	
				Testergebnis	Positiv / Negativ	
		° Symptome Ja / Nein		MNS	Ja / Nein	
				MNS - Befreit	Ja / Nein	
				Testergebnis	Positiv / Negativ	

Datum/Uhrzeit	Ort / Anlass	Kontaktperson/en (P-Privat, B-Beruflich)	Telefon/E-Mail	Anmerkung		
		· Symptome Ja / Nein		MNS Ja / Nein	MNS - Befreit Ja / Nein	Testergebnis Positiv / Negativ
		· Symptome Ja / Nein		MNS Ja / Nein	MNS - Befreit Ja / Nein	Testergebnis Positiv / Negativ
		· Symptome Ja / Nein		MNS Ja / Nein	MNS - Befreit Ja / Nein	Testergebnis Positiv / Negativ
		· Symptome Ja / Nein		MNS Ja / Nein	MNS - Befreit Ja / Nein	Testergebnis Positiv / Negativ
		· Symptome Ja / Nein		MNS Ja / Nein	MNS - Befreit Ja / Nein	Testergebnis Positiv / Negativ
		· Symptome Ja / Nein		MNS Ja / Nein	MNS - Befreit Ja / Nein	Testergebnis Positiv / Negativ
		· Symptome Ja / Nein		MNS Ja / Nein	MNS - Befreit Ja / Nein	Testergebnis Positiv / Negativ
		· Symptome Ja / Nein		MNS Ja / Nein	MNS - Befreit Ja / Nein	Testergebnis Positiv / Negativ
		· Symptome Ja / Nein		MNS Ja / Nein	MNS - Befreit Ja / Nein	Testergebnis Positiv / Negativ
		· Symptome Ja / Nein		MNS Ja / Nein	MNS - Befreit Ja / Nein	Testergebnis Positiv / Negativ

Datum/Uhrzeit	Ort / Anlass	Kontaktperson/en (P-Privat, B-Beruflich)	Telefon/E-Mail	Anmerkung		
				MNS Ja / Nein	MNS - Befreit Ja / Nein	Testergebnis Positiv / Negativ
		• Symptome Ja / Nein		MNS Ja / Nein	MNS - Befreit Ja / Nein	Testergebnis Positiv / Negativ
		• Symptome Ja / Nein		MNS Ja / Nein	MNS - Befreit Ja / Nein	Testergebnis Positiv / Negativ
		• Symptome Ja / Nein		MNS Ja / Nein	MNS - Befreit Ja / Nein	Testergebnis Positiv / Negativ
		• Symptome Ja / Nein		MNS Ja / Nein	MNS - Befreit Ja / Nein	Testergebnis Positiv / Negativ
		• Symptome Ja / Nein		MNS Ja / Nein	MNS - Befreit Ja / Nein	Testergebnis Positiv / Negativ
		• Symptome Ja / Nein		MNS Ja / Nein	MNS - Befreit Ja / Nein	Testergebnis Positiv / Negativ
		• Symptome Ja / Nein		MNS Ja / Nein	MNS - Befreit Ja / Nein	Testergebnis Positiv / Negativ
		• Symptome Ja / Nein		MNS Ja / Nein	MNS - Befreit Ja / Nein	Testergebnis Positiv / Negativ
		• Symptome Ja / Nein		MNS Ja / Nein	MNS - Befreit Ja / Nein	Testergebnis Positiv / Negativ
		• Symptome Ja / Nein		MNS Ja / Nein	MNS - Befreit Ja / Nein	Testergebnis Positiv / Negativ
		• Symptome Ja / Nein		MNS Ja / Nein	MNS - Befreit Ja / Nein	Testergebnis Positiv / Negativ

Datum/Uhrzeit	Ort / Anlass	Kontaktperson/en (P-Privat, B-Beruflich)	Telefon/E-Mail	Anmerkung		
				MNS	Ja / Nein	
		• Symptome Ja / Nein		MNS - Befreit	Ja / Nein	
				Testergebnis	Positiv / Negativ	
				MNS	Ja / Nein	
		• Symptome Ja / Nein		MNS - Befreit	Ja / Nein	
				Testergebnis	Positiv / Negativ	
				MNS	Ja / Nein	
		• Symptome Ja / Nein		MNS - Befreit	Ja / Nein	
				Testergebnis	Positiv / Negativ	
				MNS	Ja / Nein	
		• Symptome Ja / Nein		MNS - Befreit	Ja / Nein	
				Testergebnis	Positiv / Negativ	
				MNS	Ja / Nein	
		• Symptome Ja / Nein		MNS - Befreit	Ja / Nein	
				Testergebnis	Positiv / Negativ	
				MNS	Ja / Nein	
		• Symptome Ja / Nein		MNS - Befreit	Ja / Nein	
				Testergebnis	Positiv / Negativ	
				MNS	Ja / Nein	
		• Symptome Ja / Nein		MNS - Befreit	Ja / Nein	
				Testergebnis	Positiv / Negativ	
				MNS	Ja / Nein	
		• Symptome Ja / Nein		MNS - Befreit	Ja / Nein	
				Testergebnis	Positiv / Negativ	
				MNS	Ja / Nein	
		• Symptome Ja / Nein		MNS - Befreit	Ja / Nein	
				Testergebnis	Positiv / Negativ	
				MNS	Ja / Nein	
		• Symptome Ja / Nein		MNS - Befreit	Ja / Nein	
				Testergebnis	Positiv / Negativ	

Datum/Uhrzeit	Ort / Anlass	Kontaktperson/en (P-Privat, B-Beruflich)	Telefon/E-Mail	Anmerkung
		* Symptome Ja / Nein		MNS Ja / Nein MNS - Befreit Ja / Nein Testergebnis Positiv / Negativ
		* Symptome Ja / Nein		MNS Ja / Nein MNS - Befreit Ja / Nein Testergebnis Positiv / Negativ
		* Symptome Ja / Nein		MNS Ja / Nein MNS - Befreit Ja / Nein Testergebnis Positiv / Negativ
		* Symptome Ja / Nein		MNS Ja / Nein MNS - Befreit Ja / Nein Testergebnis Positiv / Negativ
		* Symptome Ja / Nein		MNS Ja / Nein MNS - Befreit Ja / Nein Testergebnis Positiv / Negativ
		* Symptome Ja / Nein		MNS Ja / Nein MNS - Befreit Ja / Nein Testergebnis Positiv / Negativ
		* Symptome Ja / Nein		MNS Ja / Nein MNS - Befreit Ja / Nein Testergebnis Positiv / Negativ
		* Symptome Ja / Nein		MNS Ja / Nein MNS - Befreit Ja / Nein Testergebnis Positiv / Negativ
		* Symptome Ja / Nein		MNS Ja / Nein MNS - Befreit Ja / Nein Testergebnis Positiv / Negativ
		* Symptome Ja / Nein		MNS Ja / Nein MNS - Befreit Ja / Nein Testergebnis Positiv / Negativ
		* Symptome Ja / Nein		MNS Ja / Nein MNS - Befreit Ja / Nein Testergebnis Positiv / Negativ
		* Symptome Ja / Nein		MNS Ja / Nein MNS - Befreit Ja / Nein Testergebnis Positiv / Negativ

Datum/Uhrzeit	Ort / Anlass	Kontaktperson/en (P-Privat, B-Beruflich)	Telefon/E-Mail	Anmerkung		
		• Symptome Ja / Nein		MNS Ja / Nein	MNS - Befreit Ja / Nein	Testergebnis Positiv / Negativ
		• Symptome Ja / Nein		MNS Ja / Nein	MNS - Befreit Ja / Nein	Testergebnis Positiv / Negativ
		• Symptome Ja / Nein		MNS Ja / Nein	MNS - Befreit Ja / Nein	Testergebnis Positiv / Negativ
		• Symptome Ja / Nein		MNS Ja / Nein	MNS - Befreit Ja / Nein	Testergebnis Positiv / Negativ
		• Symptome Ja / Nein		MNS Ja / Nein	MNS - Befreit Ja / Nein	Testergebnis Positiv / Negativ
		• Symptome Ja / Nein		MNS Ja / Nein	MNS - Befreit Ja / Nein	Testergebnis Positiv / Negativ
		• Symptome Ja / Nein		MNS Ja / Nein	MNS - Befreit Ja / Nein	Testergebnis Positiv / Negativ
		• Symptome Ja / Nein		MNS Ja / Nein	MNS - Befreit Ja / Nein	Testergebnis Positiv / Negativ
		• Symptome Ja / Nein		MNS Ja / Nein	MNS - Befreit Ja / Nein	Testergebnis Positiv / Negativ
		• Symptome Ja / Nein		MNS Ja / Nein	MNS - Befreit Ja / Nein	Testergebnis Positiv / Negativ

Datum/Uhrzeit	Ort / Anlass	Kontaktperson/en (P-Privat, B-Beruflich)	Telefon/E-Mail	Anmerkung		
		* Symptome Ja / Nein		MNS	Ja / Nein	
				MNS - Befreit	Ja / Nein	
				Testergebnis	Positiv / Negativ	
		* Symptome Ja / Nein		MNS	Ja / Nein	
				MNS - Befreit	Ja / Nein	
				Testergebnis	Positiv / Negativ	
		* Symptome Ja / Nein		MNS	Ja / Nein	
				MNS - Befreit	Ja / Nein	
				Testergebnis	Positiv / Negativ	
		* Symptome Ja / Nein		MNS	Ja / Nein	
				MNS - Befreit	Ja / Nein	
				Testergebnis	Positiv / Negativ	
		* Symptome Ja / Nein		MNS	Ja / Nein	
				MNS - Befreit	Ja / Nein	
				Testergebnis	Positiv / Negativ	
		* Symptome Ja / Nein		MNS	Ja / Nein	
				MNS - Befreit	Ja / Nein	
				Testergebnis	Positiv / Negativ	
		* Symptome Ja / Nein		MNS	Ja / Nein	
				MNS - Befreit	Ja / Nein	
				Testergebnis	Positiv / Negativ	
		* Symptome Ja / Nein		MNS	Ja / Nein	
				MNS - Befreit	Ja / Nein	
				Testergebnis	Positiv / Negativ	
		* Symptome Ja / Nein		MNS	Ja / Nein	
				MNS - Befreit	Ja / Nein	
				Testergebnis	Positiv / Negativ	
		* Symptome Ja / Nein		MNS	Ja / Nein	
				MNS - Befreit	Ja / Nein	
				Testergebnis	Positiv / Negativ	
		* Symptome Ja / Nein		MNS	Ja / Nein	
				MNS - Befreit	Ja / Nein	
				Testergebnis	Positiv / Negativ	
		* Symptome Ja / Nein		MNS	Ja / Nein	
				MNS - Befreit	Ja / Nein	
				Testergebnis	Positiv / Negativ	

Datum/Uhrzeit	Ort / Anlass	Kontaktperson/en (P-Privat, B-Beruflich)	Telefon/E-Mail	Anmerkung
		* Symptome Ja / Nein		MNS — Ja / Nein MNS - Befreit — Ja / Nein Testergebnis — Positiv / Negativ
		* Symptome Ja / Nein		MNS — Ja / Nein MNS - Befreit — Ja / Nein Testergebnis — Positiv / Negativ
		* Symptome Ja / Nein		MNS — Ja / Nein MNS - Befreit — Ja / Nein Testergebnis — Positiv / Negativ
		* Symptome Ja / Nein		MNS — Ja / Nein MNS - Befreit — Ja / Nein Testergebnis — Positiv / Negativ
		* Symptome Ja / Nein		MNS — Ja / Nein MNS - Befreit — Ja / Nein Testergebnis — Positiv / Negativ
		* Symptome Ja / Nein		MNS — Ja / Nein MNS - Befreit — Ja / Nein Testergebnis — Positiv / Negativ
		* Symptome Ja / Nein		MNS — Ja / Nein MNS - Befreit — Ja / Nein Testergebnis — Positiv / Negativ
		* Symptome Ja / Nein		MNS — Ja / Nein MNS - Befreit — Ja / Nein Testergebnis — Positiv / Negativ
		* Symptome Ja / Nein		MNS — Ja / Nein MNS - Befreit — Ja / Nein Testergebnis — Positiv / Negativ
		* Symptome Ja / Nein		MNS — Ja / Nein MNS - Befreit — Ja / Nein Testergebnis — Positiv / Negativ
		* Symptome Ja / Nein		MNS — Ja / Nein MNS - Befreit — Ja / Nein Testergebnis — Positiv / Negativ

Datum/Uhrzeit	Ort / Anlass	Kontaktperson/en (P-Prov/t. B-Ber/fen)	Telefon/E-Mail	Anmerkung
		* Symptome Ja / Nein		MNS Ja / Nein MNS - Befreit Ja / Nein Testergebnis Positiv / Negativ
		* Symptome Ja / Nein		MNS Ja / Nein MNS - Befreit Ja / Nein Testergebnis Positiv / Negativ
		* Symptome Ja / Nein		MNS Ja / Nein MNS - Befreit Ja / Nein Testergebnis Positiv / Negativ
		* Symptome Ja / Nein		MNS Ja / Nein MNS - Befreit Ja / Nein Testergebnis Positiv / Negativ
		* Symptome Ja / Nein		MNS Ja / Nein MNS - Befreit Ja / Nein Testergebnis Positiv / Negativ
		* Symptome Ja / Nein		MNS Ja / Nein MNS - Befreit Ja / Nein Testergebnis Positiv / Negativ
		* Symptome Ja / Nein		MNS Ja / Nein MNS - Befreit Ja / Nein Testergebnis Positiv / Negativ
		* Symptome Ja / Nein		MNS Ja / Nein MNS - Befreit Ja / Nein Testergebnis Positiv / Negativ
		* Symptome Ja / Nein		MNS Ja / Nein MNS - Befreit Ja / Nein Testergebnis Positiv / Negativ
		* Symptome Ja / Nein		MNS Ja / Nein MNS - Befreit Ja / Nein Testergebnis Positiv / Negativ

Datum/Uhrzeit	Ort / Anlass	Telefon/E-Mail	Kontaktperson/en (P-Privat, B-Beruflich)	Anmerkung	
			• Symptome Ja / Nein	MNS — Ja / Nein MNS - Befreit — Ja / Nein Testergebnis — Positiv / Negativ	
			• Symptome Ja / Nein	MNS — Ja / Nein MNS - Befreit — Ja / Nein Testergebnis — Positiv / Negativ	
			• Symptome Ja / Nein	MNS — Ja / Nein MNS - Befreit — Ja / Nein Testergebnis — Positiv / Negativ	
			• Symptome Ja / Nein	MNS — Ja / Nein MNS - Befreit — Ja / Nein Testergebnis — Positiv / Negativ	
			• Symptome Ja / Nein	MNS — Ja / Nein MNS - Befreit — Ja / Nein Testergebnis — Positiv / Negativ	
			• Symptome Ja / Nein	MNS — Ja / Nein MNS - Befreit — Ja / Nein Testergebnis — Positiv / Negativ	
			• Symptome Ja / Nein	MNS — Ja / Nein MNS - Befreit — Ja / Nein Testergebnis — Positiv / Negativ	
			• Symptome Ja / Nein	MNS — Ja / Nein MNS - Befreit — Ja / Nein Testergebnis — Positiv / Negativ	
			• Symptome Ja / Nein	MNS — Ja / Nein MNS - Befreit — Ja / Nein Testergebnis — Positiv / Negativ	
			• Symptome Ja / Nein	MNS — Ja / Nein MNS - Befreit — Ja / Nein Testergebnis — Positiv / Negativ	

Datum/Uhrzeit	Ort / Anlass	Kontaktperson/en (P-Privat, B-Beruflich)	Telefon/E-Mail	Anmerkung		
				MNS		Ja / Nein
				MNS - Befreit		Ja / Nein
				Testergebnis		Positiv / Negativ
		° Symptome Ja / Nein		MNS		Ja / Nein
				MNS - Befreit		Ja / Nein
				Testergebnis		Positiv / Negativ
		° Symptome Ja / Nein		MNS		Ja / Nein
				MNS - Befreit		Ja / Nein
				Testergebnis		Positiv / Negativ
		° Symptome Ja / Nein		MNS		Ja / Nein
				MNS - Befreit		Ja / Nein
				Testergebnis		Positiv / Negativ
		° Symptome Ja / Nein		MNS		Ja / Nein
				MNS - Befreit		Ja / Nein
				Testergebnis		Positiv / Negativ
		° Symptome Ja / Nein		MNS		Ja / Nein
				MNS - Befreit		Ja / Nein
				Testergebnis		Positiv / Negativ
		° Symptome Ja / Nein		MNS		Ja / Nein
				MNS - Befreit		Ja / Nein
				Testergebnis		Positiv / Negativ
		° Symptome Ja / Nein		MNS		Ja / Nein
				MNS - Befreit		Ja / Nein
				Testergebnis		Positiv / Negativ
		° Symptome Ja / Nein		MNS		Ja / Nein
				MNS - Befreit		Ja / Nein
				Testergebnis		Positiv / Negativ
		° Symptome Ja / Nein		MNS		Ja / Nein
				MNS - Befreit		Ja / Nein
				Testergebnis		Positiv / Negativ
		° Symptome Ja / Nein		MNS		Ja / Nein
				MNS - Befreit		Ja / Nein
				Testergebnis		Positiv / Negativ

Datum/Uhrzeit	Ort / Anlass	Kontaktperson/en (P-Privat, B-Beruflich)	Telefon/E-Mail	Anmerkung		
		• Symptome Ja / Nein		MNS	MNS - Befreit	Testergebnis
				Ja / Nein	Ja / Nein	Positiv / Negativ
		• Symptome Ja / Nein		MNS	MNS - Befreit	Testergebnis
				Ja / Nein	Ja / Nein	Positiv / Negativ
		• Symptome Ja / Nein		MNS	MNS - Befreit	Testergebnis
				Ja / Nein	Ja / Nein	Positiv / Negativ
		• Symptome Ja / Nein		MNS	MNS - Befreit	Testergebnis
				Ja / Nein	Ja / Nein	Positiv / Negativ
		• Symptome Ja / Nein		MNS	MNS - Befreit	Testergebnis
				Ja / Nein	Ja / Nein	Positiv / Negativ
		• Symptome Ja / Nein		MNS	MNS - Befreit	Testergebnis
				Ja / Nein	Ja / Nein	Positiv / Negativ
		• Symptome Ja / Nein		MNS	MNS - Befreit	Testergebnis
				Ja / Nein	Ja / Nein	Positiv / Negativ
		• Symptome Ja / Nein		MNS	MNS - Befreit	Testergebnis
				Ja / Nein	Ja / Nein	Positiv / Negativ
		• Symptome Ja / Nein		MNS	MNS - Befreit	Testergebnis
				Ja / Nein	Ja / Nein	Positiv / Negativ
		• Symptome Ja / Nein		MNS	MNS - Befreit	Testergebnis
				Ja / Nein	Ja / Nein	Positiv / Negativ

Datum/Uhrzeit	Ort / Anlass	Kontaktperson/en (P-Privat, B-Beruflich)	Telefon/E-Mail	Anmerkung	
		° Symptome Ja / Nein		MNS / MNS - Befreit / Testergebnis	Ja / Nein / Ja / Nein / Positiv / Negativ
		° Symptome Ja / Nein		MNS / MNS - Befreit / Testergebnis	Ja / Nein / Ja / Nein / Positiv / Negativ
		° Symptome Ja / Nein		MNS / MNS - Befreit / Testergebnis	Ja / Nein / Ja / Nein / Positiv / Negativ
		° Symptome Ja / Nein		MNS / MNS - Befreit / Testergebnis	Ja / Nein / Ja / Nein / Positiv / Negativ
		° Symptome Ja / Nein		MNS / MNS - Befreit / Testergebnis	Ja / Nein / Ja / Nein / Positiv / Negativ
		° Symptome Ja / Nein		MNS / MNS - Befreit / Testergebnis	Ja / Nein / Ja / Nein / Positiv / Negativ
		° Symptome Ja / Nein		MNS / MNS - Befreit / Testergebnis	Ja / Nein / Ja / Nein / Positiv / Negativ
		° Symptome Ja / Nein		MNS / MNS - Befreit / Testergebnis	Ja / Nein / Ja / Nein / Positiv / Negativ
		° Symptome Ja / Nein		MNS / MNS - Befreit / Testergebnis	Ja / Nein / Ja / Nein / Positiv / Negativ
		° Symptome Ja / Nein		MNS / MNS - Befreit / Testergebnis	Ja / Nein / Ja / Nein / Positiv / Negativ

Datum/Uhrzeit	Ort / Anlass	Kontaktperson/en (P-Privat, B-Beruflich)	Telefon/E-Mail	Anmerkung	
				MNS	Ja / Nein
		* Symptome Ja / Nein		MNS - Befreit	Ja / Nein
				Testergebnis	Positiv / Negativ
				MNS	Ja / Nein
		* Symptome Ja / Nein		MNS - Befreit	Ja / Nein
				Testergebnis	Positiv / Negativ
				MNS	Ja / Nein
		* Symptome Ja / Nein		MNS - Befreit	Ja / Nein
				Testergebnis	Positiv / Negativ
				MNS	Ja / Nein
		* Symptome Ja / Nein		MNS - Befreit	Ja / Nein
				Testergebnis	Positiv / Negativ
				MNS	Ja / Nein
		* Symptome Ja / Nein		MNS - Befreit	Ja / Nein
				Testergebnis	Positiv / Negativ
				MNS	Ja / Nein
		* Symptome Ja / Nein		MNS - Befreit	Ja / Nein
				Testergebnis	Positiv / Negativ
				MNS	Ja / Nein
		* Symptome Ja / Nein		MNS - Befreit	Ja / Nein
				Testergebnis	Positiv / Negativ
				MNS	Ja / Nein
		* Symptome Ja / Nein		MNS - Befreit	Ja / Nein
				Testergebnis	Positiv / Negativ
				MNS	Ja / Nein
		* Symptome Ja / Nein		MNS - Befreit	Ja / Nein
				Testergebnis	Positiv / Negativ
				MNS	Ja / Nein
		* Symptome Ja / Nein		MNS - Befreit	Ja / Nein
				Testergebnis	Positiv / Negativ

Datum/Uhrzeit	Ort / Anlass	Kontaktperson/en (P-Privat, B-Beruflich)	Telefon/E-Mail	Anmerkung	
		* Symptome Ja / Nein		MNS	Ja / Nein
				MNS - Befreit	Ja / Nein
				Testergebnis	Positiv / Negativ
		* Symptome Ja / Nein		MNS	Ja / Nein
				MNS - Befreit	Ja / Nein
				Testergebnis	Positiv / Negativ
		* Symptome Ja / Nein		MNS	Ja / Nein
				MNS - Befreit	Ja / Nein
				Testergebnis	Positiv / Negativ
		* Symptome Ja / Nein		MNS	Ja / Nein
				MNS - Befreit	Ja / Nein
				Testergebnis	Positiv / Negativ
		* Symptome Ja / Nein		MNS	Ja / Nein
				MNS - Befreit	Ja / Nein
				Testergebnis	Positiv / Negativ
		* Symptome Ja / Nein		MNS	Ja / Nein
				MNS - Befreit	Ja / Nein
				Testergebnis	Positiv / Negativ
		* Symptome Ja / Nein		MNS	Ja / Nein
				MNS - Befreit	Ja / Nein
				Testergebnis	Positiv / Negativ
		* Symptome Ja / Nein		MNS	Ja / Nein
				MNS - Befreit	Ja / Nein
				Testergebnis	Positiv / Negativ
		* Symptome Ja / Nein		MNS	Ja / Nein
				MNS - Befreit	Ja / Nein
				Testergebnis	Positiv / Negativ
		* Symptome Ja / Nein		MNS	Ja / Nein
				MNS - Befreit	Ja / Nein
				Testergebnis	Positiv / Negativ

Datum/Uhrzeit	Ort / Anlass	Kontaktperson/en (P-Privat, B-Beruflich)	Telefon/E-Mail	Anmerkung	
				MNS	Ja / Nein
				MNS - Befreit	Ja / Nein
				Testergebnis	Positiv / Negativ
		· Symptome Ja / Nein		MNS	Ja / Nein
				MNS - Befreit	Ja / Nein
				Testergebnis	Positiv / Negativ
		· Symptome Ja / Nein		MNS	Ja / Nein
				MNS - Befreit	Ja / Nein
				Testergebnis	Positiv / Negativ
		· Symptome Ja / Nein		MNS	Ja / Nein
				MNS - Befreit	Ja / Nein
				Testergebnis	Positiv / Negativ
		· Symptome Ja / Nein		MNS	Ja / Nein
				MNS - Befreit	Ja / Nein
				Testergebnis	Positiv / Negativ
		· Symptome Ja / Nein		MNS	Ja / Nein
				MNS - Befreit	Ja / Nein
				Testergebnis	Positiv / Negativ
		· Symptome Ja / Nein		MNS	Ja / Nein
				MNS - Befreit	Ja / Nein
				Testergebnis	Positiv / Negativ
		· Symptome Ja / Nein		MNS	Ja / Nein
				MNS - Befreit	Ja / Nein
				Testergebnis	Positiv / Negativ
		· Symptome Ja / Nein		MNS	Ja / Nein
				MNS - Befreit	Ja / Nein
				Testergebnis	Positiv / Negativ
		· Symptome Ja / Nein		MNS	Ja / Nein
				MNS - Befreit	Ja / Nein
				Testergebnis	Positiv / Negativ
		· Symptome Ja / Nein		MNS	Ja / Nein
				MNS - Befreit	Ja / Nein
				Testergebnis	Positiv / Negativ

Datum/Uhrzeit	Ort / Anlass	Kontaktperson/en (P-Privat, B-Beruflich)	Telefon/E-Mail	Anmerkung		
				MNS	Ja / Nein	
				MNS - Befreit	Ja / Nein	
		• Symptome Ja / Nein		Testergebnis	Positiv / Negativ	
				MNS	Ja / Nein	
				MNS - Befreit	Ja / Nein	
		• Symptome Ja / Nein		Testergebnis	Positiv / Negativ	
				MNS	Ja / Nein	
				MNS - Befreit	Ja / Nein	
		• Symptome Ja / Nein		Testergebnis	Positiv / Negativ	
				MNS	Ja / Nein	
				MNS - Befreit	Ja / Nein	
		• Symptome Ja / Nein		Testergebnis	Positiv / Negativ	
				MNS	Ja / Nein	
				MNS - Befreit	Ja / Nein	
		• Symptome Ja / Nein		Testergebnis	Positiv / Negativ	
				MNS	Ja / Nein	
				MNS - Befreit	Ja / Nein	
		• Symptome Ja / Nein		Testergebnis	Positiv / Negativ	
				MNS	Ja / Nein	
				MNS - Befreit	Ja / Nein	
		• Symptome Ja / Nein		Testergebnis	Positiv / Negativ	
				MNS	Ja / Nein	
				MNS - Befreit	Ja / Nein	
		• Symptome Ja / Nein		Testergebnis	Positiv / Negativ	
				MNS	Ja / Nein	
				MNS - Befreit	Ja / Nein	
		• Symptome Ja / Nein		Testergebnis	Positiv / Negativ	
				MNS	Ja / Nein	
				MNS - Befreit	Ja / Nein	
		• Symptome Ja / Nein		Testergebnis	Positiv / Negativ	

Datum/Uhrzeit	Ort / Anlass	Kontaktperson/en (P-Privat, B-Beruflich)	Telefon/E-Mail	Anmerkung		
		• Symptome Ja / Nein		MNS	Ja / Nein
				MNS - Befreit	Ja / Nein
				Testergebnis	Positiv / Negativ
		• Symptome Ja / Nein		MNS	Ja / Nein
				MNS - Befreit	Ja / Nein
				Testergebnis	Positiv / Negativ
		• Symptome Ja / Nein		MNS	Ja / Nein
				MNS - Befreit	Ja / Nein
				Testergebnis	Positiv / Negativ
		• Symptome Ja / Nein		MNS	Ja / Nein
				MNS - Befreit	Ja / Nein
				Testergebnis	Positiv / Negativ
		• Symptome Ja / Nein		MNS	Ja / Nein
				MNS - Befreit	Ja / Nein
				Testergebnis	Positiv / Negativ
		• Symptome Ja / Nein		MNS	Ja / Nein
				MNS - Befreit	Ja / Nein
				Testergebnis	Positiv / Negativ
		• Symptome Ja / Nein		MNS	Ja / Nein
				MNS - Befreit	Ja / Nein
				Testergebnis	Positiv / Negativ
		• Symptome Ja / Nein		MNS	Ja / Nein
				MNS - Befreit	Ja / Nein
				Testergebnis	Positiv / Negativ
		• Symptome Ja / Nein		MNS	Ja / Nein
				MNS - Befreit	Ja / Nein
				Testergebnis	Positiv / Negativ
		• Symptome Ja / Nein		MNS	Ja / Nein
				MNS - Befreit	Ja / Nein
				Testergebnis	Positiv / Negativ

Datum/Uhrzeit	Ort / Anlass	Kontaktperson/en (P-Privat, B-Beruflich)	Telefon/E-Mail	Anmerkung		
				MNS		Ja / Nein
				MNS - Befreit		Ja / Nein
				Testergebnis		Positiv / Negativ
		* Symptome Ja / Nein		MNS		Ja / Nein
				MNS - Befreit		Ja / Nein
				Testergebnis		Positiv / Negativ
		* Symptome Ja / Nein		MNS		Ja / Nein
				MNS - Befreit		Ja / Nein
				Testergebnis		Positiv / Negativ
		* Symptome Ja / Nein		MNS		Ja / Nein
				MNS - Befreit		Ja / Nein
				Testergebnis		Positiv / Negativ
		* Symptome Ja / Nein		MNS		Ja / Nein
				MNS - Befreit		Ja / Nein
				Testergebnis		Positiv / Negativ
		* Symptome Ja / Nein		MNS		Ja / Nein
				MNS - Befreit		Ja / Nein
				Testergebnis		Positiv / Negativ
		* Symptome Ja / Nein		MNS		Ja / Nein
				MNS - Befreit		Ja / Nein
				Testergebnis		Positiv / Negativ
		* Symptome Ja / Nein		MNS		Ja / Nein
				MNS - Befreit		Ja / Nein
				Testergebnis		Positiv / Negativ
		* Symptome Ja / Nein		MNS		Ja / Nein
				MNS - Befreit		Ja / Nein
				Testergebnis		Positiv / Negativ
		* Symptome Ja / Nein		MNS		Ja / Nein
				MNS - Befreit		Ja / Nein
				Testergebnis		Positiv / Negativ
		* Symptome Ja / Nein		MNS		Ja / Nein
				MNS - Befreit		Ja / Nein
				Testergebnis		Positiv / Negativ
		* Symptome Ja / Nein		MNS		Ja / Nein
				MNS - Befreit		Ja / Nein
				Testergebnis		Positiv / Negativ

Datum/Uhrzeit	Ort / Anlass	Kontaktperson/en (P-Privat, B-Beruflich)	Telefon/E-Mail	Anmerkung
		* Symptome Ja / Nein		MNS Ja / Nein MNS - Befreit Ja / Nein Testergebnis Positiv / Negativ
		* Symptome Ja / Nein		MNS Ja / Nein MNS - Befreit Ja / Nein Testergebnis Positiv / Negativ
		* Symptome Ja / Nein		MNS Ja / Nein MNS - Befreit Ja / Nein Testergebnis Positiv / Negativ
		* Symptome Ja / Nein		MNS Ja / Nein MNS - Befreit Ja / Nein Testergebnis Positiv / Negativ
		* Symptome Ja / Nein		MNS Ja / Nein MNS - Befreit Ja / Nein Testergebnis Positiv / Negativ
		* Symptome Ja / Nein		MNS Ja / Nein MNS - Befreit Ja / Nein Testergebnis Positiv / Negativ
		* Symptome Ja / Nein		MNS Ja / Nein MNS - Befreit Ja / Nein Testergebnis Positiv / Negativ
		* Symptome Ja / Nein		MNS Ja / Nein MNS - Befreit Ja / Nein Testergebnis Positiv / Negativ
		* Symptome Ja / Nein		MNS Ja / Nein MNS - Befreit Ja / Nein Testergebnis Positiv / Negativ
		* Symptome Ja / Nein		MNS Ja / Nein MNS - Befreit Ja / Nein Testergebnis Positiv / Negativ

Datum/Uhrzeit	Ort / Anlass	Kontaktperson/en (P-Privat, B-Beruflich)	Telefon/E-Mail	Anmerkung		
		* Symptome Ja / Nein		MNS	MNS - Befreit	Testergebnis
				Ja / Nein	Ja / Nein	Positiv / Negativ
		* Symptome Ja / Nein		MNS	MNS - Befreit	Testergebnis
				Ja / Nein	Ja / Nein	Positiv / Negativ
		* Symptome Ja / Nein		MNS	MNS - Befreit	Testergebnis
				Ja / Nein	Ja / Nein	Positiv / Negativ
		* Symptome Ja / Nein		MNS	MNS - Befreit	Testergebnis
				Ja / Nein	Ja / Nein	Positiv / Negativ
		* Symptome Ja / Nein		MNS	MNS - Befreit	Testergebnis
				Ja / Nein	Ja / Nein	Positiv / Negativ
		* Symptome Ja / Nein		MNS	MNS - Befreit	Testergebnis
				Ja / Nein	Ja / Nein	Positiv / Negativ
		* Symptome Ja / Nein		MNS	MNS - Befreit	Testergebnis
				Ja / Nein	Ja / Nein	Positiv / Negativ
		* Symptome Ja / Nein		MNS	MNS - Befreit	Testergebnis
				Ja / Nein	Ja / Nein	Positiv / Negativ
		* Symptome Ja / Nein		MNS	MNS - Befreit	Testergebnis
				Ja / Nein	Ja / Nein	Positiv / Negativ
		* Symptome Ja / Nein		MNS	MNS - Befreit	Testergebnis
				Ja / Nein	Ja / Nein	Positiv / Negativ

Datum/Uhrzeit	Ort / Anlass	Kontaktperson/en (P-Privat, B-Beruflich)	Telefon/E-Mail	Anmerkung
				MNS — Ja / Nein
				MNS - Befreit — Ja / Nein
				Testergebnis — Positiv / Negativ
		* Symptome Ja / Nein		MNS — Ja / Nein
				MNS - Befreit — Ja / Nein
				Testergebnis — Positiv / Negativ
		* Symptome Ja / Nein		MNS — Ja / Nein
				MNS - Befreit — Ja / Nein
				Testergebnis — Positiv / Negativ
		* Symptome Ja / Nein		MNS — Ja / Nein
				MNS - Befreit — Ja / Nein
				Testergebnis — Positiv / Negativ
		* Symptome Ja / Nein		MNS — Ja / Nein
				MNS - Befreit — Ja / Nein
				Testergebnis — Positiv / Negativ
		* Symptome Ja / Nein		MNS — Ja / Nein
				MNS - Befreit — Ja / Nein
				Testergebnis — Positiv / Negativ
		* Symptome Ja / Nein		MNS — Ja / Nein
				MNS - Befreit — Ja / Nein
				Testergebnis — Positiv / Negativ
		* Symptome Ja / Nein		MNS — Ja / Nein
				MNS - Befreit — Ja / Nein
				Testergebnis — Positiv / Negativ
		* Symptome Ja / Nein		MNS — Ja / Nein
				MNS - Befreit — Ja / Nein
				Testergebnis — Positiv / Negativ
		* Symptome Ja / Nein		MNS — Ja / Nein
				MNS - Befreit — Ja / Nein
				Testergebnis — Positiv / Negativ
		* Symptome Ja / Nein		MNS — Ja / Nein
				MNS - Befreit — Ja / Nein
				Testergebnis — Positiv / Negativ

Datum/Uhrzeit	Ort / Anlass	Kontaktperson/en (P-Privat, B-Beruflich)	Telefon/E-Mail	Anmerkung		
				MNS		Ja / Nein
		* Symptome Ja / Nein		MNS - Befreit		Ja / Nein
				Testergebnis		Positiv / Negativ
				MNS		Ja / Nein
		* Symptome Ja / Nein		MNS - Befreit		Ja / Nein
				Testergebnis		Positiv / Negativ
				MNS		Ja / Nein
		* Symptome Ja / Nein		MNS - Befreit		Ja / Nein
				Testergebnis		Positiv / Negativ
				MNS		Ja / Nein
		* Symptome Ja / Nein		MNS - Befreit		Ja / Nein
				Testergebnis		Positiv / Negativ
				MNS		Ja / Nein
		* Symptome Ja / Nein		MNS - Befreit		Ja / Nein
				Testergebnis		Positiv / Negativ
				MNS		Ja / Nein
		* Symptome Ja / Nein		MNS - Befreit		Ja / Nein
				Testergebnis		Positiv / Negativ
				MNS		Ja / Nein
		* Symptome Ja / Nein		MNS - Befreit		Ja / Nein
				Testergebnis		Positiv / Negativ
				MNS		Ja / Nein
		* Symptome Ja / Nein		MNS - Befreit		Ja / Nein
				Testergebnis		Positiv / Negativ
				MNS		Ja / Nein
		* Symptome Ja / Nein		MNS - Befreit		Ja / Nein
				Testergebnis		Positiv / Negativ
				MNS		Ja / Nein
		* Symptome Ja / Nein		MNS - Befreit		Ja / Nein
				Testergebnis		Positiv / Negativ

Datum/Uhrzeit	Ort / Anlass	Kontaktperson/en (P-Privat, B-Beruflich)	Telefon/E-Mail	Anmerkung		
		• Symptome Ja / Nein		MNS	MNS - Befreit	Testergebnis	Ja / Nein	Ja / Nein	Positiv / Negativ
		• Symptome Ja / Nein		MNS	MNS - Befreit	Testergebnis	Ja / Nein	Ja / Nein	Positiv / Negativ
		• Symptome Ja / Nein		MNS	MNS - Befreit	Testergebnis	Ja / Nein	Ja / Nein	Positiv / Negativ
		• Symptome Ja / Nein		MNS	MNS - Befreit	Testergebnis	Ja / Nein	Ja / Nein	Positiv / Negativ
		• Symptome Ja / Nein		MNS	MNS - Befreit	Testergebnis	Ja / Nein	Ja / Nein	Positiv / Negativ
		• Symptome Ja / Nein		MNS	MNS - Befreit	Testergebnis	Ja / Nein	Ja / Nein	Positiv / Negativ
		• Symptome Ja / Nein		MNS	MNS - Befreit	Testergebnis	Ja / Nein	Ja / Nein	Positiv / Negativ
		• Symptome Ja / Nein		MNS	MNS - Befreit	Testergebnis	Ja / Nein	Ja / Nein	Positiv / Negativ
		• Symptome Ja / Nein		MNS	MNS - Befreit	Testergebnis	Ja / Nein	Ja / Nein	Positiv / Negativ
		• Symptome Ja / Nein		MNS	MNS - Befreit	Testergebnis	Ja / Nein	Ja / Nein	Positiv / Negativ
		• Symptome Ja / Nein		MNS	MNS - Befreit	Testergebnis	Ja / Nein	Ja / Nein	Positiv / Negativ

www.joanapeters.de